PARALYSIE SYPHILITIQUE

DU

NERF MOTEUR EXTERNE DE L'ŒIL

(SIXIÈME PAIRE).

MÉMOIRE

LU A L'ACADÉMIE IMPÉRIALE DE MÉDECINE DE PARIS

PAR

Le Docteur J.-M. BEYRAN

AVEC INTRODUCTION AUX MALADIES VÉNÉRIENNES.

PARIS
GERMER BAILLIÈRE, LIBRAIRE-ÉDITEUR,
RUE DE L'ÉCOLE-DE-MÉDECINE, 17.
1861

OUVRAGES DU MÊME AUTEUR.

De la cure radicale du varicocèle (*Gaz. des hôp.*). Paris, 1848.

Diagnostic des affections du testicule, thèse du doctorat. Paris, 1850.

De l'action du pus chancreux, brochure. Paris, 1851.

Monographie sur les maladies vénériennes. Paris, 1851.

Mémoire sur les rétrécissements de l'urèthre et du col de la vessie. Paris, 1852.

De la paalysie syphilitique, mémoire lu à l'Académie royale de Belgique. 1853.

Du taitement de la phthisie, ou caverne tuberculeuse cicatrisée par la poudre d'éponge calcinée (*Union médicale*, 1853).

De la toracocentèse dans les épanchements pleurétiques (*Union médicale*, 1853).

Topographie médicale au point de vue des armées expéditionnaires en Orient, mémoire lu à l'Académie de médecine de Paris. 1854.

Traité élémentaire de pathologie générale, médicale et chirurgicale. 2e édition, sous presse, chez Germer Baillière.

Paris. — Imprimerie de L. Martinet, rue Mignon, 2.

INTRODUCTION

AUX MALADIES VÉNÉRIENNES ET AUX PARALYSIES SYPHILITIQUES.

Depuis notre première publication sur les *Maladies nerveuses syphilitiques* (1853–54) (1), et surtout depuis notre récent mémoire à l'Académie de médecine de Paris, *Sur la paralysie du nerf oculo-moteur externe*, le nombre des faits relatifs à ces affections s'est multiplié dans la presse médicale. Ceux de M. Lutton (de Reims) et de M. Gouriet nous ont paru particulièrement remarquables à tous égards.

Mais parmi ces faits, il en est quelques-uns qu'on ne saurait attribuer à la syphilis : les sujets de ces observations n'ont présenté, avant ou pendant le développement de la névropathie ou de la paralysie, aucun accident primitif ou chancre, ni des manifestations morbides spécifiques du côté de la peau, du tissu cellulaire sous-cutané ou sous-muqueux, ou enfin du tissu osseux. On ne trouve chez ces malades que des écoulements blennorrhagiques avec ou sans bubon inguinal. Y avait-

(1) Comptes rendus de l'Académie de Belgique, 1853 ; *Union médicale de Paris*, 1854.

il un chancre larvé dans le canal de l'urèthre, ou des plaques muqueuses, ou bien toute autre indication de la présence de la syphilis?

Ces détails manquent complétement dans ces dernières observations, et l'on se contente d'énoncer qu'il y a eu maladie vénérienne antérieure. D'ailleurs, en même temps que la paralysie de la sixième paire, les malades étaient frappés de la paralysie de la plupart des nerfs crâniens, et de phénomènes cérébraux évidents qui doivent militer plutôt en faveur d'une affection symptomatique des centres nerveux qu'en faveur d'une maladie développée sous l'influence de la diathèse syphilitique. Telle est surtout l'observation publiée tout récemment par M. le docteur A. Maunier.

On ne peut donc pas admettre comme une névrose syphilitique celle qui se rencontre chez des individus qui n'offrent pour tout accident qu'un écoulement sans chancre uréthral, une blennorrhagie non virulente ou une *simple chaude-pisse.*

Les maladies vénériennes doivent être, ici comme partout où il s'agit de la solution du problème pathogénique, toujours envisagées comme composées de deux ordres d'éléments parfaitement distincts. L'un, est caractérisé par des symptômes constamment *simples* et *limités* du côté du canal de l'urèthre, tels qu'écoulements purulents ou muco-purulents par le méat urinaire, avec ou sans douleur au passage de l'urine ; soit un *accident local* avec ou sans complications, mais *qui ne présente point de retentissement général ultérieur.* L'autre se caractérise par un accident qui, d'abord local (*chancre*), *se généralise* et *infecte tôt ou tard l'organisme en entier;* ou bien sans lésion spécifique locale, *mais transmis par les parents aux enfants par voie d'hérédité.*

On le voit, dans l'étude des accidents qui se développent à la suite des maladies vénériennes, ces deux ordres ou divisions en *accidents locaux simples* ou *non virulents*, et en *accidents virulents susceptibles de retentir dans toute l'économie humaine*, sont de la plus haute importance.

La syphilis a pour condition de sa production l'existence d'une cause ou *principe spécifique*, d'un *virus unique* et *invariable* dans sa nature, qui est le virus syphilitique lui-même. De sorte que d'après ce que nous avons lu et observé, on ne trouve aucune raison pour admettre *la dualité de ce virus;* et nous croyons, jusqu'à preuves contraires, que tous les chancres, *mous*, *indurés*, *phagédéniques*, etc., *peuvent également infecter* l'organisme et donner lieu *à la vérole constitutionnelle.* Ajoutons encore qu'un chancre mou peut très bien donner naissance à un chancre induré, et *vice versâ.*

Mais, dans toutes ces questions, il faut toujours tenir compte de l'idiosyncrasie, ou de l'aptitude morbifique individuelle qui joue un rôle très important au point de vue de la pathogénie, en même temps que dans la manifestation des accidents constitutionnels de la syphilis. Ainsi, *le même virus* inoculé à tel individu ne donne pour résultat qu'un chancre local, tandis que chez un autre il détermine un chancre qui retentit dans tout l'organisme et l'infecte. D'ailleurs, ce que nous voyons là pour le virus chancreux ou syphilitique, se rencontre également pour les autres virus, et en particulier pour le virus vaccin. Celui-ci ne détermine-t-il pas, selon la différence de l'aptitude morbide, tantôt une vaccine prophylactique ou préservatrice, tantôt une pustule locale sans retentissement sur l'économie et, par conséquent, sans effet préservatif?

Contagieux comme la morve, ce virus se trouve dans le chancre à la période de progrès, et dans quelques *accidents secondaires* de la syphilis. Sa reproduction exige une ulcération. Le pus qui sert de véhicule à ce virus peut être mêlé à diverses matières dont la nature varie en raison du siége du chancre. C'est ainsi qu'on le trouve dans la salive, le lait, les urines, la sueur, le sperme, etc. Toutefois, nous devons faire remarquer que ce mélange ne se fait ordinairement qu'après la sécrétion. Au surplus, le virus syphilitique ne se trouve pas intimement lié avec ces différentes substances, comme quelques auteurs l'avaient pensé ; il n'y est qu'en suspension. Mais, quels que soient sa quantité et son degré de dilution, il agit toujours de la même manière et avec la même énergie sur les tissus.

D'après ce que nous venons de dire, on conçoit que la matière virulente est constituée par deux éléments : *l'élément virulent*, *l'élément pus*, ou toute autre substance, qui est le véhicule. Ces éléments appliqués sur une partie non dénudée du corps, et même sur une membrane muqueuse, peuvent agir tantôt à la manière des *causes simples* et déterminer une *inflammation non spécifique*, telle qu'une *uréthrite* ou *vaginite simple*, caractérisées par la phlegmasie catarrhale de l'urèthre ou du vagin, ou *blennorrhagie non virulente ;* tantôt, outre *l'action irritante primitive* et *simple*, il s'opère une autre action qui est *l'impression virulente* ou *spécifique*.

Ces deux modes d'action de la matière virulente : *impression irritative* ou *physiologique*, *impression spécifique* ou *virulente*, nous semblent incontestables d'après les expériences auxquelles nous nous sommes livré depuis plus de dix ans (1).

Quoi qu'il en soit, les affections nerveuses syphilitiques ne se rencontrent jamais qu'après l'infection générale, alors que la diathèse est établie. Car il ne suffit pas pour leur développement qu'un individu ait eu un chancre, mais il faut encore que cet ulcère soit suivi d'accidents constitutionnels d'une certaine gravité.

Ces accidents très nombreux et très variés, d'ailleurs, consistent ordinairement dans les affections du côté de la peau, telles que plaques muqueuses ou tubercules plats, roséole, érythème papuleux.

Ces syphilides sont les premières, mais non les seules à la faveur desquelles se traduit l'infection générale ; les formes papuleuse, l'acné et l'ecthyma ; pustulo-crutacée, l'impétigo ; tuberculeuse, tuberculo-ulcéreuse et serpigineuse comme le lupus ; squameuse simple, comme le psoriasis, ou cornée ; et enfin, mais cela bien plus rarement, les formes vésiculeuses comme l'eczéma, et bulleuse comme le pemphigus. Tous ces divers accidents cutanés dénotent également l'infection syphilitique ou la vérole constitutionnelle.

Du côté des membranes muqueuses de la bouche, des amyg-

(1) Beyran. *De l'action du pus chancreux*. 1851.

dales, du voile du palais, du pharynx, des fosses nasales et même jusque dans les voies aériennes, on trouve des ulcérations qui, d'abord superficielles, peuvent, en envahissant les tissus sous-jacents, atteindre les os et les détruire complétement.

A cette période de la maladie, l'infection est évidemment générale et la diathèse existe. Cependant il faut arriver jusqu'à la troisième période de la syphilis pour observer des lésions du système nerveux et particulièrement des paralysies syphilitiques.

Dans cette dernière période, les phénomènes morbides que nous venons de voir ont déjà disparu avant que la maladie fasse de nouveaux progrès; sauf le sarcocèle, qui se montre alors comme un signe d'un état transitoire entre les accidents secondaires et les accidents tertiaires de la syphilis. Enfin, ces derniers ont pour siége de prédilection le système osseux. et consistent en douleurs ostéocopes qui, d'abord vagues, se localisent par une périostite ou ostéite, et donnent lieu à la production soit des périostoses, soit des caries, des nécroses ou des exostoses.

En même temps que ce travail pathologique s'opère dans le système osseux, une autre altération morbide s'effectue dans le tissu cellulaire sous-cutané ou sous-muqueux : c'est la formation de tubercules profonds ou tumeurs gommeuses multiples qui, très douloureuses ou parfaitement indolentes, finissent par se ramollir et se transformer en de profondes ulcérations pultacées, jaunâtres ou grisâtres, et d'une odeur très fétide. Ces tumeurs peuvent déterminer plusieurs altérations secondaires souvent incurables. Nous avons vu, encore cette année, chez un officier de trente-huit ans, une véritableré-traction des muscles des membres inférieurs ayant pour cause la transformation du tissu fibreux en tissu cartilagineux. Cette rétraction musculaire, résultat de tumeurs gommeuses, a résisté à toute médication spécifique interne et aux moyens externes employés avec persévérance jusqu'à ce jour. (*Nous publierons cette observation.*)

Des tumeurs semblables peuvent également se développer ailleurs, dans les poumons par exemple, et donner lieu à la phthisie pulmonaire, ou dans le cerveau, et entraîner non-seulement des paralysies simples, mais encore tous les troubles, tous les accidents que peut amener une lésion de l'encéphale.

Bien que tous les points du système osseux puissent être le siége des altérations spécifiques, les *os du crâne et du rachis sont ceux qui, en raison de leur rapport plus direct avec les trajets nerveux, déterminent le plus fréquemment des paralysies syphilitiques.*

Il résulte de ces considérations, que la paralysie syphilitique des nerfs crâniens n'appartient qu'à la syphilis secondaire, et surtout à la syphilis tertiaire, et que cette *névrose est le résultat des rapports des exostoses ou des tumeurs gommeuses avec ces nerfs;* c'est-à-dire l'*effet de la compression* plus ou moins forte, plus ou moins étendue, que *ces productions exercent sur les nerfs crâniens.*

Ajoutons enfin que, lorsque des désordres nerveux éclatent au début des accidents secondaires, leur invasion est presque toujours brusque et comme apoplectiforme; lorsque ces troubles, au contraire, surviennent vers la fin des accidents secondaires, et surtout au milieu des accidents tertiaires, ils ont une marche lente et tout à fait chronique. Mais dans tous les cas, ces troubles sont caractérisés par l'altération ou l'abolition de la motilité ou de la sensibilité de la partie où se rend le nerf affecté. Il n'est presque pas possible qu'il y ait abolition de la sensibilité sans que l'on constate en même temps la perte de la contractilité ou de la motilité. Toutefois, il est des cas où la sensibilité est d'abord exaltée, puis diminuée, et enfin complétement abolie.

Paris, 1861.

J.-M. BEYRAN.

PARALYSIE SYPHILITIQUE

DU NERF MOTEUR EXTERNE DE L'ŒIL

(SIXIÈME PAIRE)

MÉMOIRE

LU A L'ACADÉMIE IMPÉRIALE DE MÉDECINE DE PARIS

(SÉANCE DU 21 FÉVRIER 1860).

MESSIEURS,

La paralysie symptomatique du nerf moteur oculaire externe est une affection assez rare.

Celle qui se développe sous l'influence d'une diathèse syphilitique est des plus rares, et n'a pas été suffisamment remarquée jusqu'ici.

C'est pourquoi je demande aujourd'hui à l'Académie la permission de lui soumettre les cas que j'ai eu l'occasion d'observer.

Quand on réfléchit à la fréquence relativement plus grande de la paralysie des autres nerfs crâniens, on se demande naturellement si la sixième paire ne serait pas le moins sensible de ces nerfs.

On sait que la sixième paire tire son origine du sillon qui sépare le bulbe rachidien de la protubérance par deux racines, l'une inférieure et extérieure, et l'autre supérieure. La première, plus considérable, part de la pyramide antérieure correspondante. La seconde, ou la racine supérieure, qui n'existe pas toujours, semble se perdre au milieu des fibres les plus inférieures de la protubérance annulaire; ce qui avait conduit quelques anatomistes et surtout Santorini à supposer une double origine à la sixième paire : le bulbe rachidien d'une part, et la protubérance de l'autre. Cependant, en poursuivant cette racine sur un isthme de l'encéphale macéré dans l'alcool, on reconnaît qu'elle se comporte, par rapport aux fibres de la protubérance, de la même manière que les deux racines de la cinquième paire. Aussi, après avoir cheminé au milieu de fibres, vient-elle bientôt se continuer avec le faisceau prolongé des pyramides antérieures. Quoi qu'il en soit, ces pyramides sont évidemment l'unique point de départ du nerf oculo-moteur externe.

Ce nerf, composé de cinq à six filets, après avoir traversé le repli fibreux étendu du sommet du rocher à la lame quadrilatère du sphénoïde, pénètre dans le sinus caverneux qu'il parcourt horizontalement d'arrière en avant, et de là dans l'orbite par la fente sphénoïdale, entre les deux insertions du muscle droit externe de l'œil.

Primitivement insensible, le nerf moteur oculaire externe emprunte cependant une sensibilité assez vive à l'anastomose qu'il reçoit de la branche ophthalmique, comme le démontrent les expériences de M. le professeur Longet. En effet, lorsque l'on soumet ce nerf aux irritations mécaniques, au galvanisme par exemple, le globe oculaire subit convulsivement un mouvement de rotation sur son axe vertical, et la pupille se porte à l'instant en dehors. Si l'on vient à diviser le nerf oculo-moteur externe, la pupille, au contraire, se porte immédiatement en dedans. La compression déterminée par une tumeur développée sur le trajet de ce nerf produit également le même phénomène, comme le prouvent les faits rapportés par Burdach, Yéloly et autres physiologistes.

Toujours est-il que le principal phénomène qui caractérise la paralysie ou l'inertie du nerf moteur oculaire externe, consiste dans l'adduction du globe oculaire en dedans avec impossibilité de le porter en dehors.

Bien que l'appareil symptomatologique des paralysies syphilitiques de la sixième paire, soit ordinairement semblable à celui des paralysies qui résultent d'une lésion des centres nerveux, les premières en diffèrent néanmoins par leur cause, par leur début, par leur marche, et, ce qui surtout est important, par leur curabilité.

C'est à peine si quelques auteurs, en parlant de la paralysie des nerfs crâniens, ont touché à celle de la sixième paire. Ici les détails nous manquent donc presque complétement.

Ce défaut de description des caractères particuliers de la maladie qui dépend sans doute de la rareté même des paralysies en question, est une cause évidente d'embarras pour l'observateur, lorsqu'il se trouve pour la première fois en présence d'une semblable affection; surtout s'il omet, dans l'examen du malade, certaines considérations par rapport à l'âge, aux tempéraments, à l'hérédité, aux antécédents, à la marche des phénomènes morbides, etc.; et c'est ainsi que l'on est conduit souvent à déclarer incurables les affections qui avaient résisté à une médication rationnelle.

Aussi me suis-je efforcé, dans ce travail, pour combler, autant que possible, la lacune que je viens de signaler, de noter soigneusement les différentes circonstances qui ont précédé, accompagné et suivi les accidents paralytiques, afin d'établir, par suite, la symptomatologie, le diagnostic différentiel, et de saisir ainsi les indications essentielles du traitement.

OBSERVATION I.

Paralysie syphilitique de la sixième paire (à l'œil droit), quatre ans après des chancres à la verge; traitement spécifique. Guérison.

Le nommé Markor, âgé de vingt-sept ans; tempérament lymphatique, constitution détériorée, profession de barbier, avait contracté, pour la première fois, en 1848, des chancres sur le dos du gland et au frein de la verge. Dès le début, cet individu avait consulté un empirique et plus tard un médecin, qui l'avaient tous les deux traité pendant des mois entiers par le mercure. Les chancres se cicatrisèrent, et il avait lieu de se croire guéri, lorsqu'il lui survint, sans contagion nouvelle, un érythème papuleux dont le corps et surtout les membres inférieurs furent envahis. En outre, il perdit ses cheveux vers la même époque. Cet érythème s'est développé sans fièvre ni démangeaison.

S'étant alors une première fois rendu à l'hôpital de Yédi-Koulé, il y fut admis par M. Karstorki. Quoique tous les accidents parussent céder à l'emploi des mercuriaux, le malade quitta l'hôpital malgré les sages conseils de ce médecin, de qui je tiens ces renseignements.

Le 15 février 1852, c'est-à-dire deux ans après sa sortie de l'hôpital, Markor y vient de nouveau, et cette fois il est admis dans mon service.

Etat : Il était atteint des accidents tertiaires ; plusieurs petites tumeurs ou périostoses, à la partie antérieure et moyenne du tibia droit et à la clavicule gauche, avec douleurs s'exaspérant à la pression. Aucune altération ou changement de couleur à la peau recouvrant ces tumeurs, sauf un peu d'empâtement.

La situation des yeux m'ayant frappé, voici ce que je constatai :

Le globe oculaire droit était fortement porté vers le nez dans le grand angle de l'œil; la cornée se trouvait presque entièrement cachée dans cet angle. Il y avait impossibilité absolue de ramener l'œil en dehors ou vers le petit angle. Le malade ne pouvait diriger cet organe que seulement en haut et en bas, et ceci encore dans une très minime étendue. Toutefois, il arrivait que, par intervalles éloignés, la cornée se montrait presque en entier, mais elle disparaissait aussitôt en se reportant vers le grand angle.

Quant à la pupille, elle paraissait d'une contractilité normale et sans déformation appréciable.

Le malade voyait les objets doubles ; mais si on lui fermait l'œil paralysé, la vision de l'autre étant très nette, il distinguait alors la forme et le nombre des objets qu'on lui présentait à une distance convenable; et, par contre, si fermant l'œil sain, on l'engageait à ne regarder que de l'œil malade, la confusion des objets et la diplopie se reproduisaient à l'instant.

Ces phénomènes diplopiques variaient suivant le nombre et la forme des objets placés devant le malade. Ainsi, ces objets sont-ils sphériques, le malade accuse la perception de deux images situées à côté l'une de l'autre ; sont-ils allongés, comme un crayon, ou un doigt, par exemple, et situés dans le sens vertical, les images lui paraissent encore à côté l'une de l'autre ; mais le crayon ou le doigt est-il placé dans le sens horizontal, les images sont alors l'une sur l'autre.

Rien de particulier du côté du cerveau ; d'ailleurs toutes les fonctions sont physiologiques. Le malade se plaint seulement d'une douleur de tête gravative, s'exaspérant par la chaleur et surtout la nuit, douleur dont le siége principal est la région temporo-maxillaire et l'arcade sourcilière du côté droit.

Diagnostic : Paralysie du nerf oculo-moteur externe. Accidents tertiaires syphilitiques dont le point de départ par des chancres il y a quatre ans.

Prescription : Une pilule de proto-iodure d'hydrargyre de 5 centigrammes chaque jour, vésicatoires sur les parties douloureuses (tempe, clavicule, tibia), pansement de ces vésicatoires avec des cataplasmes arrosés de laudanum ; régime substantiel.

Ce traitement fut régulièrement suivi jusqu'au 24 février sans apporter de grands changements dans l'état du malade. Seulement trois jours après l'application *loco dolenti* de ces vésicatoires, la douleur y fut considérablement diminuée. — Même prescription, et iodure de potassium 2 grammes par jour.

Le 9 mars, l'adduction de l'œil paraît moins prononcée, quoique la diplopie persiste encore. Les douleurs ostéocopes ont cédé, mais les périostoses subsistent. L'état général du malade présente également de l'amélioration. — Même traitement, et compression méthodique sur les tumeurs du tibia au moyen des bandelettes de l'emplâtre de Vigo.

Le 20 mars, amélioration croissante dans les accidents syphilitiques. L'adduction de l'œil est toujours moindre, bien que la vision soit encore assez confuse. — Même prescription; nouveaux vésicatoires sur les mêmes régions.

Le 20 avril, amélioration très notable dans l'état général. L'adduction de l'œil n'existe plus, la distinction du nombre et de la forme des objets se fait bien. — Même traitement, excepté les vésicatoires.

Le 4 mai, guérison. Tous les mouvements de l'œil sont libres et physiologiques. Le parallélisme des yeux est parfait, l'état général très satisfaisant.

Le 13, le malade quitte l'hôpital.

Depuis, il est revenu me voir, et sa guérison s'est maintenue.

OBSERVATION II.

Paralysie syphilitique de l'œil gauche, deux ans et demi après un chancre induré de la verge; traitement spécifique. Guérison.

Le nommé Giorgy, âgé de vingt-huit ans, tempérament sanguin, bien constitué, issu de parents sains, courtier changeur, à Galata, contracta, au mois de mars 1851, un chancre à la rainure de la base du gland, bientôt accompagné d'engorgement indolent des ganglions des aines. M. le docteur Léoni, qui avait diagnostiqué : chancre induré, traita ce malade pendant plusieurs mois par la liqueur de van Swieten. Au bout de ce temps, le chancre s'est cicatrisé, l'adénopathie a disparu, sans suppuration, et on a cru à une guérison définitive. Mais, sept mois après, il lui est survenu, sans fièvre, une éruption caractérisée par de petites taches rosées, ovalaires, sans élevure, que notre confrère reconnut pour être la roséole syphilitique, et, un peu plus tard, des pustules d'impétigo au cuir chevelu. Un traitement hydrargyrique fut de nouveau prescrit, et, au bout de quatre mois, on avait lieu de croire que le malade était guéri.

En 1852, ce malade ne pensait plus à sa vérole, lorsqu'il fut pris de douleurs rhumatoïdes vagues, qui s'exaspéraient par la chaleur et surtout la nuit.

Cette fois, il n'a pas consulté son médecin, et s'est borné à prendre des bains d'étuve, dont il s'est bien trouvé. Mais ces douleurs reparurent au mois de septembre, en même temps que des ulcérations profondes survinrent à la gorge. On a repris alors le traitement mercuriel, qui fut continué pendant quatre mois environ, et les douleurs ont disparu, ainsi que les ulcères pharyngiens.

Au mois de février 1853, céphalée, douleurs ostéocopes, faiblesse générale, affaiblissement surtout des membres. — Pilules Dupuytren, topiques narcotiques, comme traitement.

Telles sont les circonstances commémoratives fournies par son médecin, qui lui a donné ses soins jusqu'au 25 février.

Le 4 mai, strabisme convergent de l'œil gauche.

Le 12, sa famille me fait demander près du malade, et voici ce que je trouve.

Etat actuel : Giorgy est assis sur un divan, la face tournée vers la fenêtre. Le parallélisme est manifestement détruit, l'œil gauche est porté en dedans, il reste comme encloué dans le grand angle, où la cornée se trouve masquée presque en totalité ; on ne peut d'ailleurs l'apercevoir qu'en l'examinant de profil.

Tous les efforts du malade restent impuissants pour ramener l'œil en dehors ; il ne peut le diriger que très légèrement en haut et en bas.

La pupille, bien que difficile à examiner, paraît néanmoins d'une contractilité normale et sans déformation.

L'œil droit fonctionne bien et ne présente rien de remarquable à noter.

La perception visuelle est manifestement troublée ; il y a diplopie et confusion des objets placés devant ce malade. Mais si l'on ferme l'œil gauche (paralysé), la vision de l'autre étant normale, le malade peut distinguer la forme et le nombre des objets ; ferme-t-on, au contraire, l'œil droit (sain), et force-t-on le malade à ne regarder que de l'œil affecté, les mêmes troubles se reproduisent aussitôt. Pendant tout le temps que l'on ferme ou qu'on laisse ouvert l'œil sain, il ne s'opère aucun changement dans la disposition de l'œil malade : l'adduction est donc permanente.

La symétrie de la face paraît intacte, la langue tirée ne présente pas de déviation à la pointe, les commissures labiales sont horizontales.

L'examen de la cavité buccale et du crâne ne fournit rien de particulier.

Le nez seul offre, à la vue, un peu de déformation. Un stylet introduit dans les fosses nasales, donne la sensation d'une dénudation osseuse. Du reste, le malade se rappelle parfaitement avoir rendu, en se mouchant, il y a quelques semaines, des parcelles osseuses plates.

Les deux tibias, le radius gauche, sont le siége de tumeurs osseuses.

Céphalée, faiblesse générale, appétit normal, évacuations volontaires, mouvements libres, sensation conservée partout; pas de fièvre.

Diagnostic : Paralysie de la sixième paire, sans lésion cérébrale; altération syphilitique du système osseux.

Prescription : 3 grammes d'iodure de potassium par jour. Tisanne de quassia amara ; vésicatoire sur la tempe gauche; régime tonique.

Le 20 mars, même état de l'œil; amendement des douleurs ostéocopes. — Même prescription.

Le 2 avril, peu de changement. — 4 grammes d'iodure de potassium ; vésicatoires sur les parties malades (tibias, radius).

Le 9, l'adduction de l'œil est moins prononcée. Mêmes phénomènes diplopiques. — Même traitement.

Le 15, l'adduction est encore bien moins marquée; l'œil peut même se porter un peu en avant; mais la cornée ne dépasse pas encore le milieu compris entre le grand et le petit angle de l'œil. Bien que les objets soient plus distincts, la diplopie ne persiste pas moins. Même prescription. Huile de foie de morue.

Le 22, amélioration considérable; l'adduction n'existe plus; le malade peut diriger l'œil gauche en dehors, toutefois, pas autant qu'avant la paralysie ; il y a même dans l'état de repos une certaine tendance à l'adduction ; néanmoins, le malade peut lire les phrases écrites en gros caractères. — 5 grammes d'iodure de potassium ; huile de foie de morue ; bains sulfureux.

Le 4 mai, plus de déviation; le parallélisme des yeux est rétabli ; liberté du mouvement du globe oculaire en dehors et en dedans ; pas de diplopie ni de confusion des objets, excepté quand ils sont placés à sa gauche. — Même traitement.

Le 15, guérison complète. J'engage le malade à continuer encore le traitement pendant quelques mois.

Le 21 juillet, j'ai revu Giorgy, son œil est dans un état physiologique ; son état général satisfaisant.

OBSERVATION III.

Paralysie syphilitique de l'œil gauche trois ans après un chancre induré au menton ; traitement spécifique. Guérison.

P. M... est un jeune diplomate de trente-deux ans, issu de parents sains ; tempérament nerveux, bien constitué, sans antécédents syphilitiques, ayant eu plusieurs blennorrhagies simples, la dernière en 1855.

En 1856, il contracta un chancre au menton, pour lequel M. Ricord, consulté, avait inscrit sur la prescription donnée : *Chancre induré, adénopathie sous-maxillaire*, et avait justement porté un pronostic grave.

Quelques semaines après cette consultation, une mission en Russie força le malade de suspendre le traitement spécifique ordonné par M. Ricord.

Néanmoins, ce chancre se cicatrisa spontanément, de même que l'engorgement ganglionnaire se termina par résolution au bout de quarante-cinq à cinquante jours.

A son retour à Paris, le malade ne suivit aucun traitement, il vivait d'ailleurs comme s'il n'avait jamais rien eu, lorsqu'en 1857, au mois de septembre, il fut pris de maux de gorge pour lesquels M. Ricord fut de nouveau consulté. Ce syphilographe avait alors diagnostiqué : *Plaques muqueuses avec engorgement des ganglions cervicaux postérieurs*, et prescrit du protoiodure de mercure. Cette fois-ci encore P. M... se sentant mieux, avait cessé le traitement au bout de quelques jours.

Mais, deux mois après, le mal de gorge reparut, et fut bientôt suivi d'une éruption de taches ovalaires rosées dont la surface du corps et surtout celle de l'abdomen et de la poitrine furent recouvertes. Cette éruption s'est développée sans fièvre, ni démangeaison. Peu de temps après cette roséole, il se forma au cuir chevelu des croûtes d'impétigo qui entraînèrent la chute des cheveux. A cette époque, adressé à M. le docteur Uzac, qui lui fit subir un traitement mercuriel jusqu'au mois de février 1858, les accidents secondaires de la syphilis disparurent.

En 1859, au mois de janvier, il fut pris de douleurs vives, s'exaspérant surtout la nuit et par la chaleur. D'abord intermittentes, elles sont devenues presques continues. Leur siége principal était au sternum, aux clavicules, aux avant-bras et aux jambes. Le malade dit avoir pris des bains de vapeur et des bains sulfureux, et les douleurs s'amendèrent.

Au mois de juin, P. M... a encore souffert des mêmes douleurs, mais cette fois elles se sont localisées à la tête et avec des caractères gravatifs et intermittents, et ont résisté au sulfate de quinine, ordonné par M. le docteur Masson. Alors le malade s'est mis à l'usage de la liqueur van Swieten concurremment à l'iodure de potassium.

Le 20 août, P. M... me consulte après M. le docteur Masson, pour des accidents d'un nouveau genre, dont il est atteint depuis le 8 de ce mois.

Etat actuel : La physionomie du malade, que je connaissais déjà, me frappe tout d'abord par le défaut de parallélisme des yeux : le globe oculaire gauche est dévié en dedans, vers le grand angle de l'œil, où il paraît fortement fixé. L'œil droit occupe sa place habituelle.

Le malade fait tous ses efforts pour déplacer l'œil gauche, et le ramener vers le petit angle, mais il ne peut y parvenir; cet organe reste toujours dans l'adduction. Les seuls mouvements qui soient possibles sont l'élévation et l'abaissement vers la voûte ou le plancher de l'orbite, mais dans une étendue tellement limitée qu'il exige une grande attention pour les constater.

En examinant l'œil de profil, c'est à peine si l'on perçoit une petite partie de la cornée ; cependant elle se montre parfois davantage. La pupille gauche paraît moins dilatée que celle du côté droit.

Il y a perturbation notable dans la vision, le malade ne distingue pas bien le nombre et la forme des objets placés devant lui. Ainsi, lui présente-t-on un doigt, il dit voir double et d'une manière confuse ; éloigne-t-on un peu le doigt, il accuse toujours la perception de deux images, mais distinctes l'une de l'autre; éloigne-t-on le doigt davantage, la confusion se reproduit, et cette fois le malade ne distingue plus rien.

Il est à remarquer que si le doigt est placé dans le sens horizontal, le malade perçoit deux images superposées, et s'il est placé verticalement, les deux images paraissent être sur la même ligne. Il faut ajouter aussi que si l'on ferme d'une main l'œil affecté, le malade distingue parfaitement de l'autre œil; et si l'on ferme au contraire l'œil sain et qu'on laisse ouvert l'œil affecté, la diplopie et la confusion des objets reparaissent immédiatement. Dans toutes ces expériences l'œil paralysé ne change pas de place, l'adduction est toujours permanente, que l'œil sain soit ouvert ou fermé.

Les traits de la face sont assez réguliers, la sensibilité y paraît conservée, la pointe de la langue n'est pas déviée, le malade peut souffler, la mastication et la déglutition n'offrent rien de particulier.

Pas de nausées ni de vomissements, l'intelligence est intacte, les évacuations volontaires, les mouvements libres; en un mot, il n'y a rien actuellement qui puisse faire admettre l'existence d'une lésion des centres nerveux.

L'état général est détérioré, faiblesse générale, palpitations et dyspnée. L'auscultation et la percussion ne dénotent rien au cœur ni aux poumons.

Diagnostic : Paralysie du nerf oculo-moteur externe, accidents syphilitiques du tissu osseux.

Prescription : 2 grammes d'iodure de potassium par jour, infusion de quassia amara, 4 pilules d'iodure de fer, friction d'onguent napolitain belladoné sur la tempe gauche.

Le 2 septembre, pas de changement marqué, sauf la pupille qui paraît un peu plus dilatée à gauche qu'à droite. — Même prescription.

Le 10, même état. — 3 grammes d'iodure de potassium, vésicatoire à la nuque.

Le 13, les douleurs de tête sont moindres. — Même prescription.

Le 19, amélioration dans l'état général, sommeil plus calme. —4 grammes d'iodure de potassium; — vésicatoire sur la tempe gauche.

Le 27, amélioration marquée; le malade ne souffre presque nulle part, l'adduction de l'œil est la même. — Même prescription.

Le 3 octobre, l'amélioration continue, l'adduction de l'œil semble moins prononcée. — Même traitement.

Le 9, depuis cette époque jusqu'au 22, l'adduction du globe oculaire a diminué graduellement.

Le 30, rien de remarquable à noter.

Le 7 novembre, le malade peut diriger l'œil gauche en dehors vers la tempe, mais pas au même degré que l'autre œil; de sorte que si le malade cesse de faire quelques efforts pour porter l'œil en dehors, l'adduction se reproduit aussitôt; quand le malade regarde fixe en face de lui, le défaut de parallélisme existe à peine. — 5 grammes d'iodure de potassium, vésicatoire à la tempe gauche, compression méthodique sur les tumeurs osseuses du tibia et du radius au moyen de l'emplâtre de Vigo.

Le 16, l'œil est revenu à sa place primitive, le parallélisme est rétabli, la diplopie n'existe plus que quand le malade fixe un objet placé à gauche. L'état général est très notablement amélioré; le malade cesse tout traitement.

Le 25, P. M... s'est livré à quelques excès vénériens; le lendemain, la paralysie de l'œil gauche a reparu. M. le docteur Cullerier, qui a bien voulu voir ce malade avec moi, a diagnostiqué également une paralysie syphilitique et proposé d'insister sur l'iodure de potassium à haute dose, et des frictions mercurielles sur le cuir chevelu. Ce traitement a eu pour résultat la guérison de la paralysie de l'œil, et le malade a pu quitter Paris le 13 janvier 1860.

Remarques sur ces observations.

Ces trois cas de paralysie du nerf oculo-moteur externe me paraissent intéressants sous plusieurs rapports, et surtout au point de vue pathogénique.

En effet, cette paralysie diffère essentiellement de celles qui sont liées à l'existence des productions tuberculeuses ou cancéreuses dans la protubérance annulaire ou dans les corps pyramidaux; de celles qui dépendent d'un état variqueux de la veine ophthalmique, d'un anévrysme de l'artère cérébelleuse inférieure et antérieure, ou enfin de toute autre altération d'un point du cerveau assez rapproché de ces parties pour déterminer une compression capable de produire la paralysie du nerf oculo-moteur externe.

Presque tous les cas signalés par les auteurs appartiennent à cette catégorie. Dans ces cas même, il est rare que ce nerf soit seul atteint et qu'il n'y ait pas en même temps paralysie du nerf oculo-moteur commun ou troisième paire. Et encore la paralysie de la sixième paire ne devrait-elle pas être souvent considérée comme une complication de la troisième?

D'ailleurs, ces sortes de paralysies sont ordinairement accompagnées ou suivies de tous les troubles, de toutes les complications qu'entraîne une lésion du cerveau.

Notons enfin, qu'en l'absence des causes de la paralysie du moteur oculaire externe dont il vient d'être question, on peut rencontrer cette affection chez des individus présentant, d'ailleurs, tous les attributs d'une excellente santé. Mais, dans ces circonstances, cette paralysie peut avoir souvent pour cause le séjour prolongé dans des endroits humides, l'impression du froid, ou enfin, une diathèse rhumatismale, causes qu'il n'est pas toujours facile, je l'avoue, de bien saisir (1).

Dans ces trois cas que j'ai rapportés, les phénomènes qui ont caractérisé la paralysie ne présentent rien de semblable ; depuis le début de l'affection jusqu'à sa terminaison, on ne trouve aucun symptôme qui puisse faire admettre l'existence de pareilles lésions à l'encéphale.

De sorte que le développement de cette paralysie a coïncidé chez eux avec celui des accidents tertiaires de la syphilis ; et la terminaison favorable de la paralysie avec la modification heureuse de la diathèse syphilitique, sous l'influence du traitement spécifique, me porte plutôt à rattacher la paralysie à l'évolution de la syphilis.

Quant à la syphilis elle-même, tout la démontre d'une manière suffisante. Ainsi, son point de départ ou son origine, remontant à trois et quatre ans, a été marqué par des chancres indurés, avec retentissement ganglionnaire, dûment constatés, et par des manifestions constitutionnelles successives, dont les principales sont : adénopathies multiples terminées sans suppuration, érythème papuleux, roséole, plaques muqueuses,

(1) Beyran, *De la paralysie syphilitique*, 1853.

pustules d'impétigo, douleurs rhumatoïdes nocturnes, inflammation du tissu osseux, développement des périostoses et des exostoses, et, avec ces derniers accidents, la paralysie du nerf oculo-moteur externe, une fois à l'œil droit et deux fois à l'œil gauche. Au surplus, l'âge de ces malades et, enfin, toute leur histoire pathologique ne laissent aucun doute sur la nature de cette paralysie.

Cela posé, j'essayerai, dans ce travail, de faire ressortir de ces observations tout ce qui se rattache à la symptomatologie, au diagnostic différentiel et au traitement de la paralysie syphilitique de la sixième paire.

Symptomatologie.

Deux ordres de phénomènes bien distincts caractérisent la paralysie du nerf oculo-moteur externe : 1° la déviation permanente du globe oculaire en dedans; 2° le trouble de la vision, tel que diplopie et amblyopie.

Ces phénomènes s'expliquent parfaitement : le nerf oculo-moteur externe anime le muscle abducteur ou droit externe de l'œil, dont l'usage est de porter le globe oculaire en dehors; et une fois ce nerf frappé d'inertie, ce mouvement de l'œil vers la tempe devient impossible. En effet, l'œil alors semble immobile, fixe et comme encloué en avant. Mais le muscle adducteur ou droit interne de l'œil, antagoniste de l'abducteur, n'étant plus contre-balancé par ce dernier muscle, entraîne le globe oculaire en dedans, vers ce grand angle, et c'est ainsi que l'adduction de l'œil devient nécessairement permanente.

L'adduction du globe oculaire une fois établie, tous les efforts du malade sont impuissants à le ramener dehors. Il ne peut le diriger qu'en haut et en bas vers la voûte ou le plancher de l'orbite, et ceci encore dans une étendue extrêmement limitée.

En examinant l'œil de profil, c'est à peine si l'on perçoit une partie de la cornée; cette membrane est presque entièrement cachée dans le grand angle de l'œil. Il arrive cependant que, par intervalles éloignés, elle se montre davantage pour disparaître aussitôt.

Quant à la pupille, quoique d'une contractilité normale et sans déformation manifeste, elle paraît moins dilatée que celle du côté sain.

La déviation du globe oculaire entraîne nécessairement des troubles dans la vision; le malade ne peut distinguer le nombre et la forme des objets placés devant lui. Mais si on lui ferme l'œil paralysé, la vision de l'autre œil étant très nette, il y a alors possibilité de distinguer parfaitement ces mêmes objets; et, par contre, si, fermant l'œil sain, on engage le malade à ne regarder que de l'œil affecté, l'amblyopie et surtout la diplopie se reproduisent à l'instant.

Tout ce qui entoure le malade paraît double et même triple suivant la distance. Toutefois, la situation, le nombre et la forme des objets ne sont pas indifférents dans la production des phénomènes optiques. Ainsi, présente-t-on au malade un objet rond, comme une montre par exemple, il accuse la perception de deux images placées à côté l'une de l'autre. L'objet présenté est-il d'une forme allongée, telle qu'un doigt, un crayon, et est-il placé dans le sens vertical, les deux images paraissent encore situées à côté l'une de l'autre, et c'est l'image gauche qui est la réelle quand l'œil droit est paralysé, ou bien c'est l'image droite qui est la réelle lorsque l'œil gauche est affecté ; enfin le doigt présenté est-il placé dans le sens horizontal, le rapport des phénomènes optiques n'est plus le même, c'est-à-dire que le malade accuse bien encore la diplopie, mais les images, au lieu d'être à côté l'une de l'autre, sont, au contraire, l'une sur l'autre, et c'est l'inférieure qui est l'image réelle.

Relativement au début, à la marche et à la durée de la paralysie du nerf oculo-moteur externe, la manifestation des phénomènes morbides coïncide avec celle des accidents tertiaires de la syphilis, et la paralysie se modifie en raison directe de la marche de ces derniers, et par conséquent selon l'effet produit par la médication employée. Ainsi, quand l'affection syphilitique marche vers une terminaison favorable, l'adduction du globe oculaire devient de moins en moins prononcée, la diplopie de moins en moins marquée pour cesser lorsque l'œil revient définitivement à sa place normale.

L'invasion de la paralysie du nerf oculo-moteur externe a été précédée, chez mes trois malades, par des douleurs ostéocopes, et surtout par une céphalée qui occupa principalement une des tempes. La paralysie se montra du côté droit ou du côté gauche, suivant que cette céphalée eut pour siége le côté gauche ou droit de la région temporo-maxillaire.

Cette paralysie n'a jamais frappé qu'un seul côté à la fois, de sorte que la vision était troublée d'un côté, tandis qu'elle était restée très nette de l'autre.

La durée de la paralysie a été, chez le premier malade, de soixante-dix-huit jours; chez le deuxième, de soixante et onze jours, et chez le troisième, de quatre-vingt-dix-huit jours.

Diagnostic différentiel.

Comme cela a lieu pour les affections très rares, le diagnostic de la paralysie de la sixième paire présente quelques difficultés.

Quand on observe pour la première fois une semblable affection, le diagnostic est assez embarrassant, car l'existence d'un strabisme convergent se présente aussitôt à l'esprit de l'observateur, frappé tout d'abord par le défaut de parallélisme des yeux, vu la grande ressemblance de cette affection avec la paralysie de la sixième paire. En effet, il y aurait confusion entre ces deux affections, si l'on ne se souvenait que dans le cas de strabisme, l'œil dévié, dès que l'on ferme l'œil sain, peut revenir temporairement à sa place habituelle. se mouvoir et se diriger sur un point quelconque; rouvre-t-on l'œil sain, le strabisme se rétablit immédiatement. Mais ces phénomènes ne peuvent avoir lieu dans le cas d'une véritable paralysie du nerf oculo-moteur externe, où au contraire, l'œil reste invariablement dans l'impossibilité, d'être ramené en dehors, que l'œil sain soit ouvert ou fermé.

Une autre circonstance peut, à son tour, compliquer le diagnostic : je veux parler de la contracture du muscle droit interne de l'œil. Cependant on peut éviter cette méprise en considérant que, dans le cas de contracture, il y a rétraction réelle du tissu fibreux, en même temps qu'un raccourcissement habituel et continu. En outre, dans ces sortes de contractures, il arrive parfois que l'œil dévié peut encore, quoique légèrement, se porter en dehors, tandis que cela est impossible dans la paralysie de la sixième paire, dont j'ai l'honneur de parler à l'Académie.

Quant aux phénomènes optiques, quoique les mêmes dans les hypothèses que je viens de passer en revue, ils présentent néanmoins assez de différences dans leur manifestation pour servir d'éléments au diagnostic. Ainsi, dans le strabisme convergent, la diplopie se montrant dès le début, le malade finit par s'habituer à ne regarder qu'avec un œil seulement. Dans le cas de contracture musculaire, pour peut qu'elle soit ancienne, la diplopie disparaît peu à peu, et le malade ne perçoit plus qu'un seul objet; ajoutons encore que cette dernière affection est ordinairement précédée de délire et de convulsions, tandis que la diplopie est toujours permanente et invariable dans la paralysie de l'espèce.

Relativement au diagnostic différentiel de la paralysie de la sixième paire et de celle des autres nerfs crâniens, le problème est moins difficile à résoudre que dans les précédentes hypothèses. Si, par exemple, c'est le nerf oculo-moteur commun ou troisième paire qui est paralysé, cinq muscles sont frappés d'inertie; il y a alors abaissement continu de la paupière supérieure avec saillie en avant, suivant la contractilité plus ou moins énergique du muscle fronto-occipital. Le globe oculaire est fortement porté en dehors et en bas par le droit externe et le grand oblique; la pupille est immobile et dilatée.

Si c'est la cinquième paire, la sensibilité de la moitié correspondante de la face est abolie, en même temps qu'il se produit une congestion de l'œil, suivie d'obscurcissement de la cornée transparente et d'ulcération consécutive. Toutefois, il est des cas où la sensibilité est d'abord exaltée, comme dans le cas rapporté par M. le professeur Jobert, où la paralysie de la cinquième paire était le résultat d'une compression par des tumeurs intra-crâniennes; la sensibilité exaltée ne cessa que lorsque la compression devint plus forte.

Enfin, si c'est la septième paire qui est paralysée, la partie de la face à laquelle se rend ce nerf est frappée d'inertie, le sourcil, devenu immobile et pendant, ne peut plus s'approcher par le froncement du côté opposé. La paupière inférieure relâchée est renversée au dehors de manière que l'œil reste toujours ouvert. La paupière supérieure semble attachée à la partie supérieure de l'orbite de manière à s'opposer au clignement.

Tous ces phénomènes morbides qui caractérisent chacune des paralysies des nerfs moteurs de l'œil et de ses annexes diffèrent, comme on le voit, de ceux qui appartiennent spécialement à la paralysie de la sixième paire, dont le caractère pathognomonique est d'abord dans l'adduction permanente et absolue du globe oculaire affecté.

La pupille ne présente pas non plus les altérations qu'on rencontre dans les précédentes paralysies.

Reste à établir les caractères distinctifs de la paralysie syphilitique idiopathique et de la paralysie symptomatique du nerf oculo-moteur externe.

En général, la paralysie de ce nerf est symptomatique, mais alors elle est accompagnée de tous les troubles, de toutes les complications que peut entraîner une lésion cérébrale ayant pour siége principal un point assez rapproché de l'origine de la sixième paire, tel que la protubérance annulaire, les pyramides ou la gouttière basilaire, etc.

Tandis que dans les cas que j'ai observés, aucun trouble de ce genre n'étant survenu, aucun symptôme n'ayant révélé l'existence d'une altération dans l'encéphale, il m'a paru plus conséquent, plus naturel, de rattacher la paralysie du nerf oculo-moteur externe à la syphilis constitutionnelle dont ces malades ont présenté, avant et pendant la paralysie, des accidents non équivoques, tels que je les ai rapportés avec détails dans mes observations.

Or, d'après l'ensemble des phénomènes morbides spécifiques, il ne pouvait me rester aucun doute sur la nature de cette paralysie, et j'ai cherché à l'expliquer par cette raison que les parties osseuses, en rapport avec le nerf oculo-moteur externe, étant spécifiquement enflammées, et de la même manière que le tibia, la clavicule et le radius, avaient nécessairement dû agir comme une cause mécanique sur ce nerf, et déterminer une *paralysie par compression.*

Si nous voulions maintenant préciser le siége de cette compression, c'est dans l'orbite que nous devrions le placer eu égard à ses rapports anatomiques. En effet, le nerf oculo-moteur externe composé de cinq filets nerveux, après avoir traversé le repli fibreux étendu du rocher à la lame quadrilatère du sphénoïde, pénètre dans le sinus caverneux qu'il parcourt d'arrière en avant et de là *dans l'orbite par la fente sphénoïdale, entre les deux insertions du muscle droit externe de l'œil.*

Traitement.

En conséquence, contre la paralysie idiopathique du nerf oculo-moteur externe, développée en même temps que les accidents syphilitiques tertiaires, le traitement peut être formulé ainsi :

Proto-iodure d'hydrargyre et iodure de potassium simultanément administrés si le malade n'a subi aucun traitement mercuriel. Dans le cas contraire, iodure de potassium seul et toujours à haute dose, de 3 à 5 grammes par jour. Dans tous les cas, ce médicament doit être considéré comme la base du traitement.

Vésicatoires multiples et successifs à la nuque et à la tempe, s'il y a une céphalée limitée à cette partie. En cas d'absence de céphalée, le vésicatoire appliqué sur la tempe sera du côté où se trouve la paralysie de l'œil.

Contre les douleurs ostéocopes, vésicatoires, et leur pansement avec des cataplasmes arrosés de laudanum.

Compression méthodique exercée sur les périostoses et les exostoses au moyen de bandelettes de l'emplâtre de Vigo.

Enfin, les stimulants toniques sur la peau, tels que les bains de vapeur, bains sulfureux, et l'électricité, en cas d'atonie ou de faiblesse des muscles moteurs de l'œil, pour achever la guérison.

www.ingramcontent.com/pod-product-compliance
Ingram Content Group UK Ltd.
Pitfield, Milton Keynes, MK11 3LW, UK
UKHW021032260726
13994UKWH00005B/2111

9 782329 110189